AF313617

# QUELQUES RÉFLEXIONS

## SUR LES

# PRINCIPAUX ABUS

# EN MÉDECINE,

Par A.te TREILLE, Docteur en Médecine.

> O Philosophie, Divinité des êtres pensans !
> descends des cieux ? Viens éclairer cette terre
> infortunée, et, faisant luire ton flambeau,
> dissipe à jamais les ténèbres épaisses de l'igno-
> rance et du mensonge ?
>
> TOURTELLE , *élém. d'hygiène.*

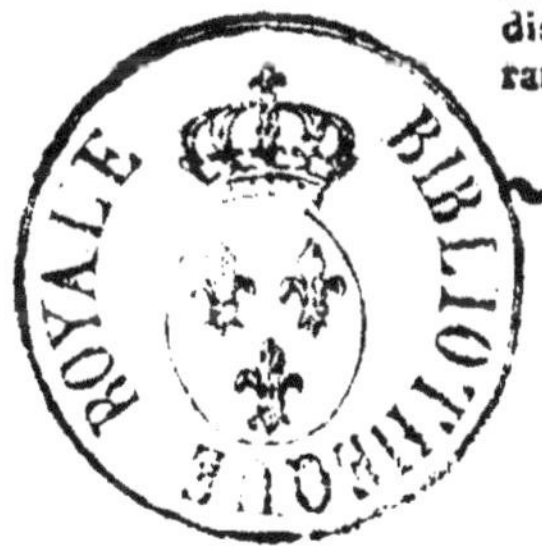

## AUCH,

DE L'IMPRIMERIE DE M.me V.e DUPRAT, IMPRIMEUR DU ROI.

1823.

# QUELQUES RÉFLEXIONS

## SUR LES

# PRINCIPAUX ABUS

## EN MÉDECINE.

---

### *Idée de la vraie Médecine.*

L'ART de conserver la santé et de la rétablir lorsqu'on la perdue, constitue proprement la Médecine-pratique.

De tous les temps, les hommes ont senti la nécessité de cette science, et lors même qu'elle fut dans son berceau, elle fut divinisée. Chez plusieurs peuples, chacun avait droit de pratiquer la Médecine; on exposait même les malades sur des places publiques, et les passans étaient obligés de s'informer de leur état, et de leur indiquer les remèdes qu'ils avaient vu réussir en pareil cas. Mais l'on vit bientôt l'insuffisance de cette pratique. A mesure que les expériences se multipliaient, on reconnut la nécessité de charger du soin des malades quelques particuliers qui en fissent leur unique occupation; alors la Médecine commença à éprouver moins de variété, à devenir plus utile et à être réduite en art. A peine connue des premiers peuples, elle devint bientôt le partage des hommes les plus éclairés ; et comme on ne voyait rien au-dessus de la santé, de même on ne trouvait rien de plus grand que l'art qui enseigne à la conserver, et à la rétablir lorsqu'elle est dérangée. Les prêtres la professèrent long-temps, et les premiers philosophes, j'entends les vrais sages de l'antiquité, ne tardèrent pas à en faire l'objet de leurs méditations, parce que l'art de guérir était regardé par eux comme une partie de la sagesse, *primaque medendi scientia, sapientiæ pars habebatur.* Cependant cette science resta long-temps sans faire aucun progrès ; ce fut surtout dans ces temps d'ignorance, que les prêtres eurent recours aux charmes et aux enchantemens, persuadés que pour se faire entendre du vulgaire, et lui être utile, il fallait nécessairement se mettre à sa portée, lui parler son langage, et sembler en quelque sorte adopter ses préjugés.

Ce fut néanmoins dans ces siècles barbares, que l'on vit briller une foule de philosophes célèbres, qui semblaient se réunir pour tenter de perfectionner chaque partie de la Médecine. Mais ce fut environ cinq siècles avant l'ère chrétienne, qu'un homme, doué d'un génie extraordinaire, vint donner un nouveau lustre à l'art de guérir. Hyppocrate naquit dans l'isle de Cos ; il fit son unique étude de la Médecine-pratique, dont on peut le regarder comme le fondateur. Ce fut lui qui le premier arracha la Médecine des mains de ces philosophes ; ce

fut lui qui le premier a réuni l'expérience au raisonnement ; c'est lui enfin que l'on doit regarder comme le
créateur de la vraie Médecine ; c'est à ce grand homme
qu'il était réservé de dissiper les ténèbres obscures dont
cette science était couverte , d'en bannir tous les remèdes
superstitieux , et de persuader que toutes les maladies
étaient dues à des causes naturelles. Doué d'un génie
sublime et d'une grande sagacité , il embrassa d'abord
toutes les parties de la philosophie : il était cependant
bien convaincu que la philosophie et la Médecine devaient
s'étudier séparément , quoiqu'il sentît néanmoins que l'une
ne pouvait se passer de l'autre.

D'après cela , nous pouvons nous tracer l'ensemble des
connaissances qui conviennent au Médecin , étudier les
lois infinies de la nature avec les êtres qu'elle anime ,
approfondir le système de l'homme soit physique , soit
moral , afin de marcher avec assurance dans le dédale
immense des infirmités qui l'affligent , aider la nature
lorsqu'elle est trop faible , la réprimer lorsqu'elle se dévie :
tels sont les devoirs du Médecin. Ce sont les mêmes principes à suivre pour la recherche de la vérité en Médecine ,
que pour les autres sciences naturelles ; mêmes règles pour
acquérir un goût pur et de connaissances solides , même
attention de mettre à profit les préceptes généraux donnés
par la philosophie , pour assurer la marche et les progrès
de l'esprit humain.

C'est ici , je crois , le cas d'ajouter quelques réflexions

( 6 )

relatives à ce préjugé, qui fait regarder la Médecine comme une science purement conjecturale. Rien me paraît moins sensé, dit M. Fodéré, que le nom de conjectural que j'entends toujours donner à la Médecine, parce qu'il y a une infinité de choses que nous ignorons, et sur lesquelles les disputes sont interminables, comme si l'ignorance où nous sommes de certaines choses pouvait anéantir la certitude de celles qui sont connues ; comme si les inconnus de la Géométrie, et les problêmes qu'on n'a jamais pû résoudre, pouvaient empêcher que ce que l'on en connaît ne soit très-certain ! Mais la bonne Médecine n'est pas la science des inconnus, elle n'est que l'application des choses connues ; elle n'est pas non plus la science du *pourquoi, ni comment* ; car le Médecin peut s'en passer, et lui suffit de connaître parfaitement les faits, et d'en savoir faire l'application, pour parvenir à une certitude de l'opération que le cas exige. De même que le Pilote peut aussi bien conduire son vaisseau entre les écueils et les bancs de sable par le moyen de son aiguille aimantée, sans savoir la raison pour laquelle cette aiguille se tourne toujours vers le nord ; de même le Médecin peut aussi bien guérir une fièvre par le quinquina ou par quelqu'autre fébrifuge, quoiqu'il ne puisse pas démontrer la manière dont ce remède produit son effet (1).

Je ne m'attacherai point à développer ici la série des connaissances qui conviennent au Médecin, il me suffit

_______________

(1) FODÉRÉ, *physiolog. positiv.*

de rappeler au lecteur, que la Médecine est la science de l'homme instruit ; qu'elle n'est point un art mensonger et conjectural, comme on veut souvent le faire entendre ; qu'elle ne peut être le partage du vulgaire et de l'ignorance ; qu'elle n'est au contraire que le fruit d'un grand travail et d'une forte réflexion. Descarte a fait le plus grand éloge de la Médecine, en disant que si l'on voulait trouver un moyen de rendre les hommes plus sages et plus ingénieux qu'ils ne l'ont encore été, c'était dans la Médecine qu'on devait le chercher.

Nous avons vu ce qu'était la Médecine du temps d'Hyppocrate, ce qu'elle doit être encore parmi les vrais Médecins. Voyons ce qu'elle devient sous l'empire du charlatanisme.

## Du Charlatanisme.

Si la Médecine avait toujours resté telle qu'elle était du temps d'Hyppocrate ; si dès son berceau elle avait été une science tellement parfaite et constante, de manière qu'à telle maladie donnée, telle méthode de traitement eût été convenable, elle n'aurait exigé ni les combinaisons de l'esprit, ni des études approfondies, et le charlatanisme ne serait point venu l'infecter de son poison. Mais il n'en fut point ainsi, chacun voulut être médecin, sans s'embarrasser s'il fallait autre chose que donner des remèdes. On ne songea pas qu'il fallait, avant tout, connaître la nature, et chercher à expliquer ses étonnantes opérations. Voilà pourquoi le nombre des prétendus médecins devint si grand, et comment l'art le plus noble devint, entre leurs mains, un art vil et mercenaire, qui devint pour quelques hommes l'objet de leurs mépris et de leurs sarcasmes.

J'ai cru définir le charlatanisme, l'art de tromper les hommes sous les apparences d'une utilité réelle, en fondant ces moyens dans les ressources de la cupidité et la supercherie (1). L'origine du charlatanisme remonte à des temps très-reculés, et il est probable qu'avant même que la Médecine fût réduite en corps de doctrine, il y eût des charlatans. Je ne qualifie pas seulement de charlatan, celui qui, avec un habit galonné et des aigrettes brillantes, parcourt les rues et les places publiques entouré d'une nombreuse populace à qui il vend ses *étonnans Antidotes*, ni ces faiseurs de remèdes secrets, j'entendrai aussi, par ce mot, tout homme qui, s'écartant de la route du raisonnement et de l'expérience, les seuls fondemens de la vraie Médecine, bâtit sur des chimères un nouveau système de moyens curatifs, toujours dans l'intention de faire servir à ses intérêts les erreurs de ceux qu'il abuse, et de leur en imposer par un étalage pompeux de moyens ridicules et impuissans. D'après cela, on voit qu'il existe deux classes de

______

(1) On donnait particulièrement, chez les Anciens, le nom de *Pharmacopola* à ceux que nous appelons aujourd'hui *charlatans* ou *bateleurs*, qui montent sur les théâtres ou qui vont courir le monde pour vendre des médicamens : on les appelaient, à cause de cela, *Circulatores* ( *Circuitores* ), *Circumforanei*, etc. Voy. l'histoire de la Médec. par Leclerc.

charlatans ; les uns peuvent être appelés charlatans proprement dits , et les autres seront des empiriques. Je vais d'abord m'occuper des charlatans, que je diviserai encore en deux classes.

I.<sup>re</sup> *Classe.* Ces hommes que la supercherie et l'appât du gain dirigaient toujours, adroits à profiter de la faiblesse des autres hommes , et surtout connaissant bien le penchant que ceux-ci avaient pour tout ce qui semblait tenir du merveilleux , annoncèrent quelques drogues bizarres , inventèrent quelque procédé magique , et allaient dans les villes préconiser leur *infaillible remède* ; et non seulement ils se flattaient impudemment d'opérer mille prodiges , mais ils savaient encore se plier aux erreurs et aux volontés du peuple, pour déclamer contre les vrais Médecins.

Le peuple , toujours avide de la nouveauté , reçoit avec empressement tout ce qui lui est présenté avec un certain appareil, et les charlatans ont bien su en profiter pour donner de la vogue à leur prétention. Aussi, a-t-on vu varier à l'infini la manière de tromper les hommes ; ici, c'est un *Jacques Aymar* , qui garantit de tous les maux par sa baguette divinatoire ; là, un *Kenelme Dygby*, qui non seulement sait gagner l'esprit du peuple , mais qui vient même à bout d'en imposer à la crédulité des grands par les vertus admirables de sa poudre de sympathie ; tantôt c'est un *Paracelse*, qui trouve la possibilité de guérir toutes les maladies , même les réputées incurables, et qui ose se vanter, dans ses rêveries magiques et extravagantes, de donner la vie à de nouveaux êtres, par la combinaison de certains principes chimiques ; tantôt c'est un *Mesmer* qui promet l'immortalité, pourvu qu'on ajoute foi aux bizarreries de son magnétisme.

Mais, sans remonter si haut, ne voit-on pas tous les jours sur nos places publiques des charlatans attirer une foule immense et lui préconiser de nouvelles découvertes ? Tous les jours, nous voyons sur nos places publiques une nuée de ces empoisonneurs qui débitent au peuple leurs poudres *divines*.

L'un a l'impudeur d'offrir aux desservans du Dieu de Lampsaque, un remède préservatif des maux que l'on gagne dans le temple de *Vénus Syphilienne* ; un autre se dit inventeur d'un *Rhyptique merveilleux*, qui termine promptement les hydropisies. Il les termine, il est vrai, mais on sait comment. Celui-ci préconise contre les migraines, les maux de dents, les coliques, etc, une pierre qu'il a trouvée au pied du Mont-Etna ; l'autre ne cesse de parler des vertus de son élixir de longue vie ; enfin, il y en a qui ont la hardiesse d'offrir au public des pilules contre les luxations et les fractures.

Un des charlatans le plus en vogue dans le siècle où nous vivons, est un nommé M. *Arpon* ( le nom est favorable pour pêcher des dupes ) ; il s'intitule *Perruquier pédicure* ; c'est, sans doute, pour traiter les maladies de la tête aux pieds ; il veut, non seulement doubler leur santé, mais encore doubler leur fortune. Cependant il ne donne *gratis* ni sa *poudre balsamique*, ni son *Elixir sans-pareil*, ni son *anti-laiteux*, ni son *anti-dropique*, ni son remède souverain pour les poitrinaires ; plus on prend de ces spécifiques, plus on paye, mais plus on s'enrichit. Nous n'avons pas deviné cette énigme. N'importe, le fait doit être certain, puisque, non content de l'exprimer en prose, il l'a mis en vers et l'a pris pour devise :

> Chez l'auteur, courez à grands pas :
> Santé, fortune, vous tendent les bras.

On voit qu'Apollon l'inspire aussi bien comme poète que comme médecin ; cependant il est honteux qu'au 19.ᵉ siècle on puisse fonder sa cuisine sur de pareils moyens, et il est bien à désirer qu'il y ait plus de discipline dans l'exercice de l'art de guérir.

On trouve dans un bulletin de pharmacie un fait assez extraordinaire d'un charlatan anglais. Dernièrement, dit l'auteur de cet article, les journaux annoncèrent avec emphase l'heureuse arrivée du savant W....., le nouveau *Chezelden*, l'oculiste par excellence, qui n'opère pas, mais qui fait voir les aveugles comme l'abbé *Sicard* fait parler les muets. Un français se présente à lui avec une ophtalmie, et le physicien W....., après lui avoir montré ses diplômes, lui dit : « *Sir*, voilà, voyez bien un *petit* bouteille qui guérira vous sans *retardement* : je vous donnerai, à vous, moyennant *one* guinée ; mais les français ils sont curieux fort grandement, comprendez vous ? Voilà pourquoi je demande à vous de jurer sur l'Evangile que vous ne pas montrer la bouteille à aucun Médecin, *Physician*, ni à aucun *Chimist*. »

En achevant cette phrase, il lui présente sur une table un livre d'évangiles orné d'une croix, et l'invite à prononcer le serment. Le malade, que son ophtalmie n'aveuglait pas tout-à-fait, sortit de pitié, paye en silence la consultation, laisse là la bouteille, et se retire.

Le célèbre Bernier qui a écrit sur les médecins charlatans, et les charlatans médecins de son temps, cite un fait rare de l'impudence des charlatans d'alors. « Au temps de la fameuse éclipse du soleil de 1654, dit-il, beaucoup de personnes l'appréhendaient de même que les comètes; un charlatan s'avisa de débiter une poudre anti-écliptique, laquelle avait la propriété singulière de guérir de la frayeur et de la conjonction des astres, et son remède trouva des acheteurs. » A voir jusqu'à quel degré il y a des gens capables de se laisser duper, des hommes sages seraient tentés de regarder comme une folie de n'en savoir pas profiter. C'est de même sur la sottise des peuples, que les charlatans politiques fondent leurs opérations et leurs grandeurs : comme Mahomet, ils usent

> Du droit qu'un esprit vaste et ferme en ses desseins,
> A sur l'esprit grossier des vulgaires humains.

Si le charlatanisme français est comique, le charlatanisme des guérisseurs étrangers cosmopolites n'est pas moins ridicule. Une vingtaine de soi-disans Médecins Allemands , Anglais , Russes , Italiens , Indiens , forment à Paris l'avant-garde du corps hostile de nos charlatans indigènes; mais bientôt ils abandonnent la capitale pour fondre sur nos provinces. Semblables à ces maladies épidémiques qui nous sont apportées par ces vents du midi , ils font d'autant plus de ravage qu'ils sont moins connus ; ils exercent avec faste et fracas leur science occulte chez tous les malades qui jugent un docteur comme un vase de la Chine , et qu'ils croient d'autant plus habile , qu'il vient de plus loin , ou qu'il barragouine plus mal le français. Dispersés dans nos provinces , pour trouver des sujets dignes de leur capacité ( c'est leur expression ) , l'un débite des ceintures sympathiques', l'autre tanne les intestins avec un kilogramme de quina par jour , aux malades qui sont assez dupes pour se mettre entre leurs mains.

Le mesmérisme aurait dû sans doute occuper une place dans cet écrit , si plusieurs auteurs n'eussent réfuté avec le plus grand avantage l'auteur et les partisans de cet agent chimérique ; aussi n'en dirai-je que deux mots. On disait magnétiser une personne , quand on transmettait le fluide convenable pour lui rendre la santé , ou quand on donnait à ce fluide un libre cours , pour pouvoir se mettre en équilibre dans les organes ; car , d'après Mesmer et ses partisans , c'est le défaut de proportion ou d'équilibre qui constitue la maladie ; comme ils ne reconnaissaient qu'une maladie , de même ils n'avaient recours qu'à un seul remède.

Lors de la prétendue découverte de cet agent chimérique, Mesmer et ses partisans vantaient de toute part les avantages qu'on pourrait en retirer, non seulement pour l'homme et les animaux, mais encore pour la nature entière ; que par elle les minéraux deviendraient plus beaux et plus magnifiques ; que les végétaux acquerraient plus de brillant et de développement ; que la politique morale et l'ordre civil deviendraient plus parfaits ; et enfin il était réservé à un moine, partisant du mesmérisme, d'avancer que désormais les femmes accoucheraient avec aisance et sans douleur (1).

Cette belle découverte devait bien sans doute flatter l'amour-propre de l'homme, puisque Mesmer devait changer la nature entière ; on lui aurait élevé des autels ; on aurait même brûlé de l'encens en son honneur, si son prétendu fluide ne se fût presque évanoui aussitôt qu'il a été trouvé. Cependant il a encore quelques partisans, et je suis étonné qu'au 19.$^{me}$ siècle il y ait des hommes assez peu éclairés pour croire à de semblables chimères. Je pardonne aux Anciens d'avoir avancé que Pyrrhus, connu par sa cruauté au siége de Troye, avait la vertu de guérir les hypocondriaques en les touchant avec le gros orteil de son pied droit ; mais je ne puis, sans étonnement, voir de nos jours des hommes éclairés ajouter foi à ceux qui prétendent que leurs doigts jouissent d'une vertu semblable, qu'ils peuvent communiquer à d'autres corps.

---

(1) DESBOIS, de Rochefort, *matière médicale*.

II^me *Classe de charlatans*. Celle-ci comprendra tous ces Médecins qui semblent se rapprocher des charlatans proprement dits, c'est-à-dire, de ces bateleurs, de ces vendeurs d'orviétan, etc., par le pompeux étalage de leur action et de leur pratique. Tantôt, leur esprit imbu de quelque système embrassé par défaut de connaissance et d'expérience, ils veulent souvent nous forcer à faire, comme eux, une Médecine à la mode, imitant en cela les nouveaux artistes qui ne peuvent s'élever au-dessus des autres, qu'en plaçant des enseignes qui annoncent le goût du jour et les modes les plus récentes. Nos docteurs, si l'on veut, ne placent point d'enseigne à leur porte, mais leur manière suffit bien assez pour les faire distinguer. L'air de pédanterie, d'orgueil, et surtout le mépris qu'ils affectent à l'égard de leurs confrères, est une enseigne bien suffisante. Admis en consultation auprès de quelque malade, ils condamnent toujours les méthodes curatives employées. Hélas ! disent-ils, nous sommes arrivés trop tard ! Et bientôt l'appartement du malade ne suffit pas pour contenir les gestes et les phrases empoulées de ces nouveaux prophètes ; quelquefois ils rejettent les découvertes les plus utiles, pour se donner un certain ton de savoir et d'incrédulité qui les fait distinguer du vulgaire. Enfin, dans cette classe, je rangerai tous ces hommes qui cherchent à capter les suffrages du peuple, soit par leur intrigue, soit par l'appareil de certain langage scientifique qu'ils affectent surtout devant lui ; en un mot, tous ceux qui n'approuvent que leurs moyens, comptant pour rien ceux de leurs confrères.

Examinons maintenant la manière dont se sont accrédités les charlatans.

Il est facile de se faire une idée de la vogue qu'ont toujours eue les charlatans, en réfléchissant un peu sur le caractère du peuple, et on pourrait dire même en général de presque tous les hommes ; une première considération qui se présente est celle-ci. L'être qui souffre est naturellement porté à rechercher tout ce qui peut apaiser ses souffrances, et alors il se laisse facilement entraîner aux promesses flatteuses et séduisantes d'un vil imposteur, dans l'espoir d'un prompt adoucissement à ses maux ; et de plus, il existe en nous un instinct de curiosité naturelle, qui nous porte à recevoir avec avidité tout ce qui nous est présenté avec un certain appareil : il suffit de la nouveauté pour capter les suffrages de la multitude.

Une autre circonstance qui a beaucoup contribué à accréditer les charlatans, c'est la confiance que leur ont accordée quelques personnes élevées au-dessus du peuple, ou par leur rang, ou par leur mérite personnel ; car l'exemple des grands est toujours une loi pour le peuple. Un tel homme, vous dit l'un, qui passe pour avoir tant de bon sens, a été consulter ce *docteur à miracles* ; nous pouvons donc nous confier à lui, puisque celui qui se connaît en pareille matière, n'a pas dédaigné de lui abandonner sa vie.

Mais une réflexion bien juste se présente à nous. Le désir de vivre est une passion si naturelle, si forte, qu'il ne faut pas s'étonner que ceux qui, dans l'état de santé n'ont que peu ou point de confiance dans l'habileté d'un charlatan, s'adressent, cependant, à ces faux médecins, dans les maladies graves et sérieuses ; de même, ajoute le chevalier de *Jaucourt*, que ceux qui se noient, s'accrochent à la moindre petite branche.

Quand il serait vrai que, sur le nombre prodigieux de gens qui prennent des remèdes aux charlatans, il y en aurait quelqu'un de guéri ( et il est presque physiquement impossible que cela n'arrive pas ), il n'en serait pas moins vrai de dire que c'est une espèce destructive. Un coup d'épée dans la poitrine sauva un homme qu'un abcès aurait tué ; les coups d'épée ne sont pas moins mortels pour cela (1).

Pour ne rien passer sous silence, j'aurais aussi désiré parler du charlatanisme des auteurs en Médecine qui écrivent souvent, non dans l'intention d'être utiles, mais, au contraire, dans leur intérêt particulier. Celui-ci veut s'immortaliser par un *in-douze*, celui-là par un *in-quarto*, un autre qui a de plus belles inclinations vise à l'*in-folio* ; il faut qu'il étende son sujet à proportion, ce qu'il fait sans pitié, comptant pour rien la peine du pauvre lecteur, qui se tue à réduire ce que l'auteur a eu tant de peine à amplifier.

_______________

(1) Voyez T1SSOT, *avis au peuple.*

En voilà assez pour le charlatanisme ; je passe à un article non moins intéressant , je veux dire l'empirisme.

## De l'Empirisme.

> Autant la folie diffère de la raison, autant les empiriques actuels diffèrent des vrais médecins.
> ZIMMERMAN , *traité de l'exp. en Médec.*

Tout art, toute science s'égare, s'il marche sans règle et sans principe ; il faut donc s'attacher à ceux-ci , lorsqu'on désire de parcourir avec fruit quelque carrière que ce soit dans la vie ; d'après cela, un homme qui s'est mis dans la tête d'être médecin, sans jamais avoir étudié ce qu'il prétend savoir ; qui ose, sans aucun principe , sans aucune instruction préliminaire, exercer témérairement toutes les fonctions de la science médicale , sera toujours, sans doute, un de ces fléaux publics qui vivent comme les misérables de fraudes et de turpitude. Qu'on se représente un de ces personnages, et l'on aura l'idée d'un empirique.

Il faut bien se garder de confondre ces empiriques avec ceux de l'ancienne secte dont *Serapion* et *Philenus* furent les chefs. Nos empiriques , si l'on veut, sont de cette secte , mais totalement dégénérée et tombée dans le mépris , tandis que les empiriques anciens étaient de véritables Médecins, car l'empirisme raisonné appartient à la vraie Médecine.

Comme les charlatans, nous diviserons les empiriques en deux classes : la première comprendra tous ces hommes

qui passent bien pour médecins ; mais, hélas ! des médecins pour qui la nature fut toujours ingrate, et dont le
génie étroit resta toujours chétif ; dans la seconde, je
rangerai tous ces porteurs de remèdes secrets, de recettes
particulières qu'ils distribuent à tout venant, sans autre
considération que celle de donner un remède, n'importe
l'indication que le mal peut présenter.

La classe nombreuse des chirurgiens de nos jours,
désignés vulgairement sous le nom d'officiers de santé,
peut être regardée comme l'empirisme par excellence.
Cependant, qu'on ne m'accuse pas de trop généraliser
mes idées , je sais qu'il existe des officiers de santé
dans les villes et dans les campagnes, qui sont bien
au-dessus des autres et par leur instruction et par leur
savoir ; aussi, je les prie de ne pas regarder ce reproche
comme s'adressant à eux ; je n'entends parler, ici, que
de ces hommes qui, sous le double masque de l'ignorance
et du charlatanisme , cherchent à capter la confiance
publique. Si on observe leur pratique, on verra que,
sans aucune distinction dans la nature des maladies ,
sans ordre ni méthode, ils ordonnent, pour une maladie
inflammatoire , ce qui convient pour une maladie bilieuse.
Il y a même plus, la prescription du soir est souvent un
contre-sens de celle du matin. Ils ne sont pas plus versés
dans la connaissance de la matière médicale, que dans
celles des maladies ; leurs formules sont tout-à-fait vides
de sens commun ; sans aucun principe chimique, ils com-

binent souvent des substances qui, par la réaction qu'elles éprouvent, deviennent quelquefois inertes, d'autrefois tout-à-fait délétères ; enfin, ce sont des drogues étonnées de se trouver ensemble, et l'on peut dire, avec *Tissot*, que cette sorte d'empiriques est un véritable fléau dépopulateur.

C'est toujours avec de telles connaissances qu'ils parcourent leur carrière ; cependant devenus grisons, orgueilleux, par une longue pratique, ils ne cessent de déclamer contre les nouvelles découvertes et contre les jeunes médecins, et alors ils ont une arme de plus, c'est l'expérience. Le public qui crie sans cesse qu'*expérience* passe *science*, nourrit et accrédite cette ignorance. Il n'est pas hors de propos d'apprécier la valeur de ces termes ; il est très-vrai qu'un homme qui a une très-longue expérience peut exécuter ses opérations avec exactitude, mais il est toujours borné à la simple manipulation, et je le compare à un aveugle qui connaît un chemin et peut le parcourir avec aisance, peut-être même avec l'assurance et la hardiesse d'un homme qui y voit bien ; mais il est hors d'état d'éviter les obstacles fortuits, hors d'état d'abréger son chemin et de simplifier sa route ; hors d'état de se faire des principes qu'il puisse transmettre : voilà l'artiste réduit par la seule expérience, quelque longue qu'elle puisse être, à la qualité de manipulateur.

Le peuple croit, sans fondement, qu'un jeune homme

ne peut pas être bon médecin, c'est une erreur ; ce n'est pas que je prétende que l'expérience soit inutile, mais vouloir qu'un homme soit savant, et cela parce qu'il est vieux ; vouloir faire un savant d'un vieux routinier qui le plus souvent peut compter ses jours par le nombre de victimes qu'il a faites, c'est le comble de la folie. Cependant ces vieux empiriques ne cessent de rejeter les découvertes modernes ; ils disent qu'ils ont beaucoup vu : ils ont vu des malades, il est vrai, mais jamais des maladies ; incapables de jugement, ils errent toujours dans leurs observations. Voici un passage du célèbre *Zemmerman*, qui vient à l'appui de ce que j'avance. « La seule prérogative, dit ce grand homme, que le jeune homme rempli de mérite ne peut pas disputer au grison ignorant, c'est le nombre des années, et l'on attache l'expérience à cette pitoyable prérogative, afin que le vieillard puisse toujours avoir là son secours pour opprimer le jeune homme, et que le vieux arbre desséché arrête, sous ses branches stériles, les efforts que fait la jeune plante pour s'élever avec avantage (1) ».

Le peuple s'imagine que les humeurs sont toujours la cause des maladies, et c'est de cette erreur qu'a profité un empirique célèbre pour former un système absurde, en attaquant audacieusement tout ce que la science a de plus sacré et tout ce que l'expérience de plusieurs siècles ne cesse de confirmer tous les jours. Le sieur Leroy,

_______________

(1) ZEMMERMAN, *Traité de l'exp. en Méd.*

( chirurgien consultant ), dans un ouvrage intitulé *la Médecine curative*, etc., a mis en avant tout ce que le délire de l'esprit humain semble lui avoir dicté pour la destruction de ses semblables. Je vais successivement démontrer combien sa méthode est pernicieuse.

L'auteur, en parlant des causes des maladies et en approfondissant les vues du Créateur sur la nature de l'homme, suppose que celui-ci naît avec un germe de corruption. « Pour que l'homme, dit-il, arrive avec » les bienfaits de la santé à ce période de la vie appelé » vieillesse, il faut un parfait et durable équilibre dans » son être physique ; situation heureuse qui ne peut être » que le résultat d'un état stable, fixe, et pour ainsi » dire invariable de la corruption innée (1).

Les vues de la nature n'ont pas été celles de faire naître l'homme malade, au moins dans le plus grand nombre de cas ; et il est on ne peut pas plus absurde de supposer que l'homme vient au monde avec un germe de corruption, avant d'avoir été exposé aux agens nuisibles et propres à déranger sa santé. Mais il fallait cette supposition à notre auteur pour rendre la chose plus mystérieuse. Si le sieur Leroy avait mieux étudié les

_______________

(1) *Médecine Curative*, page 3. Il paraît que le sieur Leroy a mal interprété les vues du Créateur. L'auteur de la Génèse nous apprend au contraire que l'homme est venu au monde sans germe de pourriture, et que ce n'est qu'après son péché, qu'il a été condamné à endurer plusieurs maladies. Cependant il faut croire que Moïse devait être plus instruit que Leroy, puisqu'il était inspiré de Dieu.

phénomènes de la vie , il aurait vu qu'en donnant l'existence à chaque corps , la nature lui imprima un certain nombre de propriétés qui le caractérisent , et en vertu desquelles il concourt , à sa manière , à tous les phénomènes qui se succèdent. Chez l'homme et chez les animaux qui se rapprochent le plus de lui , ces grandes propriétés sont *la sensibilité* et *la contractilité* , et c'est à ces dernières qu'appartiennent toutes les propriétés vitales. Toutes les causes qui tendent à les diminuer ou à les augmenter constituent la maladie , et d'après cela , on peut dire , avec Bichat , que tout moyen curatif n'a pour but que de ranimer les propriétés vitales altérées au type qui leur est naturel. Tout moyen qui dans l'inflammation locale ne diminue pas la sensibilité organique augmentée , qui dans les œdematies , les infiltrations , etc. , n'augmente pas cette propriété totalement diminuée ; qui dans les convulsions ne ramène pas à un degré plus bas la contractilité animale , qui ne l'élève pas un degré plus haut dans la paralysie , etc. , manque essentiellement son but ; il est contre-indique.

Plus bas , l'auteur s'explique en ces termes : « Tous » les êtres créés ont en eux-mêmes une portion de cet » agent destructeur , puisque la mort n'en épargne aucun ; » l'homme qui est un de ceux qui jouissent de la vie » la plus longue , porte également en soi la cause de » sa fin et sans qu'il en connaisse la malignité , sinon » lors de la manifestation de la maladie à laquelle il est

» plus généralement assujéti que les autres créatures » (1).
Il me semble qu'il est plus raisonnable de dire , qu'il est
de la nature des propriétés vitales de s'épuiser ; le temps
les use dans le même corps ; exaltées dans le premier
âge de la vie , restées comme stationnaires dans le second,
elles s'affaiblissent et deviennent nulles dans les derniers
temps. On dit que Prométhée , ayant formé quelques statuès
d'hommes , déroba le feu du Ciel pour les animer ; ce
feu est l'emblême des propriétés vitales ; tant qu'il brûle,
la vie se soutient ; elle s'anéantit quand il s'éteint. Il est
donc de l'essence des propriétés vitales de n'animer la
matière que pendant un temps déterminé : de là, les
limites nécessaires à la vie.

Après cet exposé obscur de la corruption innée de
matières corrompues , d'âcreté de pourritures , il finit
par conclure que cette corruption des humeurs est la
*source* de toutes les maladies. Selon lui , notre corps n'est
plus qu'une machine infecte, qu'un réservoir d'impureté
qu'il ne faut jamais cesser de nettoyer. Examinons maintenant si les humeurs sont toujours la cause des maladies,
puisque les propriétés vitales , dit Bichat, siégent essentiellement dans les solides , et que les phénomènes mala-
difs ne sont que des altérations de ces propriétés. Il est
évident que les phénomènes morbifiques résident essentiellement dans les solides ; que les fluides leur sont
jusqu'à un certain point étrangers ; toute espèce de dou-

---

Médecine curative. Page 4.

!eurs, tous les spasmes, tous les mouvemens irréguliers du cœur qui constituent les innombrables variétés du pouls, ont leur principe dans les solides.

N'allez pas croire cependant que les fluides ne sont rien dans les maladies ; très-souvent ils en portent le germe funeste ; ils jouent alors le même rôle que dans l'état de santé, où les solides sont les agens actifs de tous les phénomènes que nous observons. Mais où leur action est-elle inséparable de celle des fluides, pour que le cœur se contracte, que le système capillaire se resserre, etc. ? Il faut que les fluides y abordent ; tant que les fluides sont dans leur état naturel, ils déterminent une excitation naturelle, mais qu'ils changent de nature par une cause quelconque ; que des principes étrangers s'y introduisent ; à l'instant, ils deviennent des excitans contre nature ; ils déterminent des réactions irrégulières, les fonctions sont troubles, les maladies surviennent (1). Il faut dire avec vérité, que si les solides peuvent être attaqués primitivement, les humeurs ne sont pas exemptes de cette loi ; mais les rapports qui les tient les uns aux autres sont si étroits, qu'il paraît difficile que les uns soient attaqués sans communiquer leur action aux autres.

Aux maladies des solides appartiennent les vices de cohésion, la rigidité et la mollesse de la fibre, sa tension, son relâchement et toutes les affections spasmodiques, nerveuses, convulsives, quelle que soit leur forme, etc.

_______

BICHAT, *analo. générale.*

En parlant des erreurs sur les causes des maladies, l'auteur s'exprime ainsi : « A l'exemple des anciens, les » modernes pensent encore que le sang peut être la » cause des maladies, ou de beaucoup de maladies. Si » l'on concevait mieux qu'on ne le fait, que la subs- » tance des corps animés dérive immédiatement du pre- » mier besoin satisfait qu'ils éprouvent, on saurait de » même que c'est pour faire du sang que les animaux » mangent (1). » Quoique le sang soit, pour ainsi dire, l'instrument de la vie, il n'en est pas moins souvent la cause de notre destruction, soit par lui-même, soit par les causes étrangères qui peuvent l'attirer ; 1.° le chyle peut se charger d'une foule de substances étrangères, et porter dans le sang des principes funestes de maladie ; comme quand de matières putrides mal digérées, des prin- cipes de contagion mêlés aux alimens, etc., se trouvent dans les premières voies ; 2.° une foule de preuves n'établis- sent-elles pas que l'absorption cutanée introduit souvent dans ce fluide des causes de maladies? 3.° que ces substances différentes des principes constituans de l'air, et propres à déterminer les maladies, puissent accidentellement y arriver à travers les poumons ? C'est ce dont il n'est pas permis de douter : voilà donc une triple porte ouverte aux principes morbifiques. 4.° Il en est une autre accidentelle, ce sont les plaies résultant des coupures, des morsures et déchirures, etc., lesquelles portent

_______________

(1) Médecine curative, Page 23.

souvent dans l'économie des principes destructeurs (1).

Au chapitre cinquième, en exposant le mode des traite-mens ordinaires , il déclame beaucoup contre la saignée. « Pleins de respect , dit-il , pour l'instinct du cheval » marin *inventeur* de la saignée , nombre de médecins » ont cru devoir imiter cet animal. Telle est la force » des préjugés, que beaucoup de praticiens ne peuvent » abandonner l'évacuation du sang , quoique bien pénétrés » de ses désastres. » Est-il permis de parler d'une manière aussi extravagante , d'un moyen thérapeutique dont l'expérience confirme toujours l'absolue nécessité , non seu-lement pour l'homme , mais encore pour les animaux ; mais heureusement le public en connaît trop l'absolue nécessité, et son utilité journalière ne le détournera pas de cette pratique , malgré tous les sophismes du sieur Leroy.

Il est on ne peut pas mieux démontré que la saignée convient dans un grand nombre de maladies ; de ce nombre sont toutes les maladies inflammatoires. Une partie est-elle irritée d'une manière quelconque , sa sensibilité organique s'altère , elle augmente ; étranger jusque-là au sang , le système capillaire se met en rapport avec lui , il l'appelle , pour ainsi dire ; celui-ci y afflue et y reste accumulé , jusqu'à ce que la sensibilité organique soit revenue à son type naturel.

La pénétration du système capillaire par le sang est donc un effet secondaire dans l'inflammation , le phénomène

_______________

(1) BICHAT , *anato. générale.*

principal. Celui qui est la cause de tous les autres , c'est l'irritation locale qui charge sa sensibilité organique ; or cette irritation locale peut être produite de diverses manières ; 1.° par un irritant immédiatement appliqué , comme par une paille , sur la conjonctive par les cantharides sur la peau ; par des vapeurs âcres sur la surface muqueuse des bronches ou des fosses nasales ; par l'air atmosphérique sur tout organe intérieur mis à découvert , comme on le voit dans les plaies, etc. ; 2.° par continuité d'organes , comme quand une partie de la peau de la plèvre étant enflammée , celles qui sont voisines s'affectent aussi , et que le sang y afflue comme quand un organe étant malade , celui qui est voisin le devient par la communication cellulaire ; 3.° par sympathie ; ainsi la peau étant saisie par le froid , la plèvre s'affecte sympathiquement , sa sensibilité organique s'exalte , le sang y pénètre aussitôt de toute part. Que cette propriété soit exaltée de l'une de ces trois manières , dans le système capillaire , c'est absolument la même chose pour les phénomènes qui en résultent ; par exemple , que dans la plèvre elle s'exalte , parce que l'air est en contact avec cette membrane par une plaie de poitrine ; parce que le poumon qu'elle recouvre a été préliminairement affecté , ou parce que le froid a surpris la peau en sueur ; l'effet est à-peu-près analogue, sous le rapport de l'abord du sang dans le système capillaire (1).

_______________

(1) BICHAT , *anato. générale.*

L'afflux du sang dans la partie irritée arrive dans l'inflammation comme dans une coupure ; dans celle-ci, le point divisé a été irrité par l'instrument ; aussitôt tout le sang du voisinage afflue et s'échappe par la blessure : cet afflux est un résultat si évident de l'irritation, que dans une coupure légère le sang ne sort presque pas à l'instant même de la division des tégumens, parce que peu de ce fluide se trouve à l'endroit divisé ; mais un instant après, l'irritation qui a été pressentie produit son effet, et il coule en quantité disproportionnée à la coupure.

De tous les moyens propres à combattre l'état inflammatoire d'un organe, la saignée est, sans contredit, le plus efficace. Ainsi, par exemple, dans la péripneumonie inflammatoire, elle est propre à détourner la fluxion, à apaiser l'irritation inflammatoire par l'affaissement qu'elle introduit dans les forces du système sanguin ; elle peut même influer sur la douleur par son effet anti-spasmodique. Il en est de même de toutes les inflammations ; n'importe l'organe qui en est le siége ; en un mot, il est une foule de circonstances où la saignée convient. Elle convient toutes les fois qu'il y a suppression de quelque hémorragie habituelle, et dont l'état fluxionnaire sur un autre organe peut occasionner le plus grand désordre. Quels moyens de plus efficaces que la saignée pour rappeler le flux du sang hémorroïdal menstruel ? Telle est l'importance de la saignée, qu'il n'est presque personne qui n'en reconnaisse son utilité ; et je suis persuadé d'avance, qne M. Leroy n'hésiterait pas du tout à se faire saigner, s'il était atteint d'une violente péripneumonie ou autre maladie de ce genre.

La saignée se pratique par l'ouverture faite à une veine, ou par · l'application de sangsues et même encore par une ventouse scarifiée ; tous ces moyens également efficaces doivent être tour-à-tour employés selon que le cas l'exige. On sent bien qu'il serait hors de mon sujet de traiter ici des circonstances qui doivent déterminer à l'un ou à l'autre de ces moyens : il me suffit seulement d'avoir prouvé l'utilité de la saignée.

Après cet exposé de la saignée, l'auteur passe à l'usage du mercure et du quinquina. Le mercure, dit-il, quel que soit le motif pour l'administrer, et la manière d'en déterminer l'emploi, est toujours un des plus grands ennemis de l'espèce humaine. Avancer qu'un remède n'est pas bon, sans déterminer les motifs qui doivent le faire rejeter, est une chose sans fondement. Les préparations mercurielles, loin d'être nuisibles ( comme l'a grossièrement avancé le sieur Leroy ), sont on ne peut pas plus utiles, et leur application à l'art de guérir est une des époques les plus mémorables pour cet art. L'emploi journalier que l'on en fait, la réussite presque toujours certaine qu'on en obtient, sont des preuves on ne peut pas plus suffisantes pour en justifier l'emploi.

Il semble qu'un génie malfaisant préside toujours aux

idées de notre auteur, et en parlant du quinquina, par
exemple, il s'exprime ainsi : « Le quinquina peut être
» regardé comme la cause d'une infinité d'accidens pres-
» que tous irremédiables. Cette espèce de tonique ne peut
» prendre faveur que dans la pensée de ceux qui ne
» trouvent pas la cause de l'atonie dans la cause des
» maladies (1) ». L'abus de toute chose, même des
meilleures, peut, sans contredit, devenir nuisible. Mais,
parmi les remèdes sur lesquels on peut le plus compter,
lorsque l'indication s'y trouve, le quinquina peut tenir
le premier rang : il n'est personne au monde qui n'en
reconnaisse l'utilité. Celui-ci est utile, non seulement
comme fébrifuge, mais encore il est tonique et astringent;
il est peu de moyens qui vivifient le genre nerveux
aussi bien que lui sans l'irriter. Le quinquina est un bon
anti-spasmodique pour arrêter les affections hystériques,
hypocondriaques, etc. Enfin, il faut avoir perdu la
raison, pour déclamer ainsi contre un remède dont l'efficacité est journellement confirmée dans la pratique.

L'auteur attaque toujours avec la même témérité les
moyens les plus salutaires; les bains, dit-il, sont toujours pernicieux. Non seulement il blâme les bains ordinaires, mais encore l'emploi des eaux minérales. Mais
leurs effets sont souvent si miraculeux, que personne ne
doute de leur efficacité.

L'emploi des calmans n'est pas plus épargné ; cepen-

_______________

(1) *Médecine curative*, page 40.

dant il n'est pas de médicament dont la vertu paraisse plus prompte, et dont les bienfaits soient plus certains. Donnés à propos, ils suspendent la douleur, pour ainsi dire, comme par enchantement, soit en diminuant ou en détruisant, pour ainsi dire, la sensibilité. Eh! quel est le mortel qui, après de longues souffrances, ne soupire pas après quelques momens de repos!

A l'article des topiques, l'auteur, cependant, ne peut désavouer l'utilité des vésicatoires, quoique il paraisse néanmoins ignorer une partie de leur utilité. Non seulement on applique les vésicatoires dans l'intention d'attirer un mouvement fluxionnaire vers la partie qn'on se propose d'irriter, mais encore ils deviennent indispensables toutes les fois qu'il s'agit de réveiller les forces par un *stimulus* un peu fort, comme, par exemple, dans les fièvres adynamiques. Il se trompe encore gravement, quand il avance « que ce serait une méprise que d'apposer le vésicatoire » à la place de la douleur et dans les endroits qui l'avoisinent de trop près; car, puisque ce topique attire » à soi la fluxion, c'est évidemment en surcharger la » partie où on la pose, au lieu de la délivrer de » l'humeur qui y est épanchée (1). Si le sieur Leroy eût su apprécier les différens périodes d'un état fluxionnaire, il eut raisonné différemment. Sans doute, lorsque la fluxion se forme vers un organe, il faut tâcher de l'en détourner par un *stimulus* placé le plus loin pos-

______
(1) *Médecine curative*, page 58.

sible. Mais lorsque la fluxion est établie, le vésicatoire doit être appliqué le plus près possible. L'expérience confirme ce procédé, et on voit tous les jours que la douleur dans une fluxion à la poitrine est enlevée comme par enchantement par l'application d'un vésicatoire. Il en est de même de certaines douleurs rhumatismales, etc.

Passons maintenant à l'article le plus important de son ouvrage, je veux dire à sa *Médecine curative.* « La » Médecine curative, dit-il, d'après la *cause* des mala- » dies reconnue et démontrée par des faits incontesta- » bles, n'a et ne peut avoir d'autres *moyens* que les » *purgatifs*, aux conditions qu'ils seront conduits et » dirigés dans leur emploi d'après le besoin de la » nature. Quelle prévention, quelle ignorance d'avan- cer que la nature ne peut avoir d'autres moyens que les purgatifs, pour se débarrasser de la cause des mala- dies! Sans compter les secours de l'art, n'a-t-elle pas ses crises. Ces flux d'urines, ces abondantes expectora- tions, ces sueurs copieuses, ces hémorragies, ne sont- ils pas des moyens dont elle se sert pour se débarrasser de la cause de la maladie? Plus puissante que nous, elle n'a besoin que de ne pas être troublée dans sa marche, et quel moyen de plus contraire que les pur- gatifs!

Ah! nature! nature! quelle doit être ta puissance, s'il te faut toute seule vaincre les maux qui t'assaillissent de toutes parts, et les atteintes de l'ignorance qui leur prête encore des armes ? Qu'il s'en faut que les mains empressées qui te sont tendues de tous côtés te soient toujours secourables ! Si, comme je l'ai fait voir, on est persuadé que les maladies peuvent dépendre de plusieurs causes ; que les solides et les fluides peuvent être distinctement attaqués ; enfin, si l'on reconnaît l'utilité des autres moyens curatifs, tels que la saignée, le quina, les bains, etc., etc., on verra bientôt combien cette prétendue Médecine curative peut devenir funeste.

L'auteur, en parlant des faits pratiques, fait mention d'un homme qui, à la suite d'une dyssenterie rebelle, fut atteint d'une colique des plus violentes et pour laquelle on employa pendant long-temps la méthode purgative sans succès. « Les emplâtres vésicatoires furent appliqués » aux jambes pour faire diversion à la fluxion que l'on » craignait encore par rapport aux intestins, quoique » une quantité énorme de cette matière eût été expulsée » ( il est bon d'observer ici que ces emplâtres tenaient » depuis le jarret jusqu'au pied, et enveloppaient la » partie postérieure de chaque jambe ) (1) ». La cure de cette maladie ne doit point du tout être attribuée à la méthode purgative ; l'état fluxionnaire déterminé vers les jambes par l'action des emplâtres vésicatoires employés avec tant d'abondance, en a seul tout le mérite. Dans un autre endroit, il dit : « J'étais tourmenté de douleurs, affecté de dépôt et ulcère, de plus menacé d'une

_______________

(1) *Médecine curative*, page 85.

fin prochaine ( grande perte pour la société )....... J'entre-
pris ma guérison ; je suivis mon traitement selon l'article
4 , ma maladie étant évidemment chronique ; mais bientôt le 3.ᵉ fut sévèrement observé , comme on va le
voir. Tout à coup ( c'était le matin à mon réveil ) je
me sentis attaqué d'une douleur violente dans le bas-
ventre ; je me levai pour prendre une dose de purgatif;
mais il m'était impossible de me redresser ; j'avais le
corps ployé , courbé , le ventre sur les cuisses ; j'avalai
la potion ; je comptais qu'elle me délivrerait bientôt de
ma douleur qui augmentait toujours : vaine espérance !
Plusieurs heures s'écoulent et je n'éprouvai point d'évacuation ; je pris une seconde dose dans l'espoir d'aider
à la première ; je n'obtins pas plus de succès ; j'en
répétai une troisième , et ainsi de suite. Il faut remarquer
que ces doses étaient tantôt purgatives et tantôt vomi-
purgatives , dans l'intention d'évacuer par une voie ou
par une autre. Mes tentatives furent inutiles ; j'usai
de lavemens même fortement purgatifs , toujours sans
obtenir d'évacuation , et le mal allait toujours croissant;
le délire commençait à s'emparer de moi. Le bon Pelgas
était là. Je ne vous laisserai pas mourir, me dit-il ,
l'âme tient au corps , et vous et moi ne faisons qu'un.
Je le pressentis sur la nécessité d'apposer les emplâtres
vésicatoires , et il me les apposa. Ce fut après que ces
emplâtres eurent pris et attiré aux jambes une forte
portion de la *sérosité* , qui par sa grande acrimonie

crispait mes intestins ; que libre alors l'évacuation s'établit avec une abondance proportionnée au nombre de huit à dix doses avalées les unes sur les autres (1) ».

Cet exemple recueilli sur lui-même, nous prouve évidemment combien sa méthode est pernicieuse. Le défaut d'évacuation, malgré la purgation réitérée, était occasionné par la tension, et l'irritation que celle-ci avait produite dans toute la capacité du bas-ventre ; et si les vésicatoires n'eussent pas été appliqués à temps pour opérer une contre-fluxion, par leur irritation aux jambes, c'en était fait de M. Leroy ; le séjour de la purgation dans ses entrailles les auraient de plus en plus irrités ; son ventre se serait météorisé, et la gangrène eût été une suite funeste de ce délabrement. Cependant le sieur Leroy ne cesse de déclamer contre les moyens ordinaires qui sûrement ont été cause de sa guérison. Enfin, dit-il, lui et son épouse ( couple bien assorti ) ne doivent leur frêle existence qu'à cette méthode. En un mot, on peut dire de lui et de tous ceux qui suivent son procédé, que l'habitude qu'ils ont contractée de prendre ce remède leur devient indispensable, comme certains exutoires le sont pour des personnes qui y sont habituées, en ajoutant néanmoins que ces purgatifs sappent sans qu'on s'en aperçoive notre frêle existence.

Après cet exposé des moyens ordinaires, l'auteur passe à la dénomination des maladies qui attaquent l'homme,

______

(1) *Médecine curative*, page 114.

et il indique en même temps sa méthode pour les combattre. On sent bien qu'il est hors de mon sujet de
suivre l'auteur dans ses détails sur la longue série des
maux qui affligent l'espèce humaine ; je vais me borner
à quelques petits détails. En parlant de la fièvre , il s'exprime ainsi : « La fièvre , soit qu'elle accompagne ou
» qu'elle soit compliquée avec une maladie quelconque ,
» est toujours le mouvement déréglé du sang , produit
» par la sérosité humorale qui durcissant les valvules des
» vaisseaux , et en comprimant les parois , rallentit le
» cours des fluides jusques à engorgement , et cause ainsi
» le froid , le tremblement et les douleurs , etc. » (1).
Quant à nous , nous disons que la fièvre est une lésion
du mouvement progressif du sang , par une suite de
causes physiques ou morales venues du dehors ou déve-
loppées à l'intérieur. Elles ont en général leurs signes pré-
curseurs , leurs périodes successives d'accroissement , de
plus haut degré d'intensité et de déclin ; quels que soient
leur forme différente , leur marche , leurs types de continuité ou de périodicité , leurs qualités bénignes ou délétères , elles semblent affecter à la fois tous les systèmes
de l'économie animale , ceux de la digestion , de la cir-
culation , de la respiration , des sécrétions , et enfin des
organes des sens , de l'entendement et du mouvement ;
elles peuvent , selon les circonstances , exciter , affaiblir,

---

(1) Médecine curative. page 144.

pervertir ou suspendre les fonctions (1), et c'est d'après ces circonstances que nous devons nous régler dans la marche que nous avons à suivre pour obtenir la guérison. Puisqu'elles peuvent *exciter*, *affaiblir*, etc., par cette raison aussi avons-nous besoin de médicamens propres à relâcher, exciter, etc., selon que le cas l'exige. La méthode du sieur Leroy ne peut devenir utile que dans quelques fièvres bilieuses, mais avec de grandes modifications.

Il n'est pas possible que le sieur Leroy ait jamais vu aucune hémorragie, pour dire : « que les évacuations » soient pratiquées ( en pareil cas ) d'après l'article 3 » de l'ordre du traitement de notre méthode, etc. » (2). Ici la cause d'une hémorragie ne peut être dans la *sérosité* qui circule avec le sang, quoique en dise notre auteur. Une hémorragie est le résultat de la rupture des vaisseaux sanguins soit artériels soit veineux. Il serait assez plaisant qu'on s'amusât à vouloir suspendre une hémorragie, n'importe sa nature, par des purgatifs et des vomi-purgatifs ; leurs secousses ne manqueraient pas certainement à la rendre plus active. L'expérience nous apprend tous les jours que le repos et la tranquillité, certaines positions même jointes aux autres moyens appropriés, sont d'un grand secours ; d'ailleurs il est une infinité de cas où les médicamens internes ne suffisent pas ; on a recours dans ce cas à la compression, au temponement, à la ligature, etc.

---

(1) Pinel, *nosograp.*, *philosoph.*

(2) Médecine curative. page 166.

L'auteur conseille encore les purgatifs dans les maladies des voies urinaires, non seulement contre l'ischurie, l'incontinence d'urines, le diabétès, la strangurie, mais encore contre les graviers, la pierre ; toutes ces maladies ne résistent point à son procédé, lorsqu'on a soin de combattre la *sérosité humorale*. L'analyse de plusieurs chimistes distingués, et entre autres celles de MM. Foureroy et Vauquelin, qui ont soumis à cette action plus de six cents calculs, a démontré que ceux-ci résultent de la combinaison de plusieurs sels, tels que l'acide urique, l'urate d'ammoniaque, du phosphate de chaux, etc. Je laisse à décider même au plus fort partisan du remède du sieur Leroy, si les purgatifs peuvent porter leur action sur ces sels, et les faire évacuer de la vessie.

C'est toujours avec les purgatifs que l'auteur attaque toutes les maladies, celle de la peau, les affections nerveuses, etc. ; enfin il n'en est aucune qui échappe à ce fameux procédé ; la gangrène même ne lui résiste pas. « Aux plaies dégénérées de même qu'aux ulcères intervient » souvent la gangrène ; elle attaque aussi les os et prend » le nom de sphacèle ; on croit assez généralement que » cette pourriture vient du dehors, puisque c'est une » espèce d'axiôme reçu, que l'amputation est nécessaire » de peur que la gangrène ne fasse plus de progrès. » C'est avec raison que plusieurs praticiens judicieux on » dit que l'amputation était au moins inutile, parce que » on ne guérira pas la plaie qu'on aura faite après avoir

» coupé, ou il est possible de guérir celle qui existe. » (1)
Lorsqu'un membre a tellement été fracassé par un agent
physique comme une roue, un boulet de canon, etc.,
de manière que la partie désorganisée ne puisse plus
recevoir l'influence, ni du système nerveux, ni du système
sanguin, la mort de la partie en est une suite inévitable,
et l'amputation est absolument nécessaire, sans quoi la
gangrène ne tarderait pas à s'emparer de toutes les parties
environnantes : l'expérience démontre tous les jours que
lorsque une partie est affectée de gangrène, celle-ci doit
en être séparée au plutôt ; alors la plaie réduite à son
état de simplicité, se guérit par les moyens employés
pour les plaies simples ; ce que je dis des parties molles
est applicable aux os, et je défie le sieur Leroy de
guérir aucun cas de ce genre par des purgatifs.

Après le tableau des maladies, le sieur Leroy passe
à son grand moyen curatif ; il donne la composition de
son remède ; il assigne les règles et les mesures qu'on
doit suivre pour son administration, etc. Il est inutile
de rapporter ici ni la composition de ce remède, ni la
manière de s'en servir ; je dirai seulement qu'un pareil
moyen est on ne peut pas plus pernicieux ; il faut être
doué d'une forte constitution, pour subir une purgation
aussi forte et continuée pendant si long-temps ; lorsque
un individu a subi seulement deux ou trois purgations
qui fournissent chacune douze évacuations, il doit cer-

(1) Médecine curative. Page 276.

tainement avoir les intestins bien rincés ; toutes les personnes qui font usage de pareils moyens finissent avec le temps par délabrer leur constitution, et les maladies nerveuses, les phtysies, les hydropisies, etc., sont une suite funeste de cette méthode. Administré comme l'auteur l'indique dans les maladies aiguës, il devient l'arme la plus meurtrière que l'on puisse trouver, et si en pareil cas ce remède a quelquefois réussi, cela n'a pu être que dans des circonstances où la nature assoupie avait besoin d'un fort stimulus pour se débarrasser de la cause morbifique ; c'est ce qu'on appelle méthode perturbatrice, méthode que la bonne Médecine n'ignore pas ; mais hors ces cas désespérés, c'est vouloir assassiner les malades que de le mettre en usage : on sera bientôt convaincu de cette vérité, si l'on se rappelle que les maladies dépendent de plusieurs causes que les solides et les fluides peuvent être attaqués ensemble ou séparément, et que, d'après cela, elles exigent des procédés différens pour les combattre. Tels sont les moyens ordinaires dont nous avons parlé, en suivant l'auteur dans les tableaux qu'il en donne et dans son exposé des maladies.

Mais tel est l'empire des préjugés ; tout ce qui est nouveau paraît beau pour les têtes qui se laissent éblouir par tout ce qui paraît présenter quelque chose de merveilleux, et l'on peut dire avec juste raison que la Médecine a ses gobe-mouches comme la politique : plusieurs personnes, même de celles qui se flattent d'en savoir beaucoup plus que les autres, se sont laissées éblouir, et ont crié tout de suite au miracle ; elles ont cru avoir fait une grande trouvaille. Malgré ses effets pernicieux, le remède de Leroy trouve encore des partisans ; il y a même plus, il s'est établi dans quelques villes certaines facultés, où des hommes, sans doute plus habiles que les autres, ont abandonné l'un la fabrique des perruques, l'autre la vente du tabac, etc., pour aller administrer gravement le remède de Leroy. Enfin je finis cet article par ces paroles : la vérité a dit : je suis fille du temps ; à la longue, j'obtiens tout de mon père.

Tout système exclusif tombe nécessairement sous le règne de l'empirisme, mais on sait combien il est difficile de les surmonter, surtout lorsqu'ils sont devenus populaires, ou qu'ils ont été mis en avant par des hommes de talent, qu'une imagination trop ardente a portés au-delà de leurs limites, ou qu'ils ont employé toutes les subtilités de leur esprit pour les défendre. Mais c'est bien le cas de dire avec un philosophe célèbre, que l'ignorance où nous sommes de certaines choses, nos passions et nos préjugés sont causes de nos faux jugemens. Ceci me rappelle un fait assez singulier, mais fort analogue à ce que je viens de dire : un curé promenait avec une dame, et leur conversation sur l'astronomie les engagea à considérer la lune avec un télescope ; le curé regardant le premier, crut apercevoir deux ombres ; de suite il affirma que ces deux ombres étaient les cloches d'une cathédrale ; la dame à son tour ayant examiné cet astre, dit que ces deux ombres étaient deux amans heureux qui s'inclinaient l'un vers l'autre. En Médecine, l'un en purgon obstiné ne voit que pituite, que bile, que matières corrompues à évacuer ; l'autre en homme sanguinaire, ne trouve dans nos organes que des traces d'inflammation, et n'a recours qu'à l'évacuation du sang. Celui-ci cherche dans les urines les moyens qu'il doit employer pour la cure de ses malades ; l'autre voit dans la lune ou dans les astres des miasmes délétères prêts à tomber sur la terre pour affliger les infortunés mortels, etc., etc.

II.<sup>me</sup> *Classe d'empiriques.* L'ignorance et quelquefois même la prévention de quelques hommes, les portent souvent à user envers leurs semblables de certains remèdes, quelquefois pernicieux, mais du moins presque toujours inutiles. Je veux parler de ces porteurs de remèdes secrets, de ces entreposeurs de spécifiques qui se transmettent de famille en famille, et auxquels cependant le peuple a la plus grande confiance : les gens de la campagne surtout attaqués d'un cancer ou des scrophales, n'ont rien de plus empressé que de recourir à ces génies ; tout leur savoir se borne la plupart du temps à appliquer des emplâtres, composés avec certaines préparations métalliques de nature toujours vénéneuse ; l'exemple suivant suffira sans doute pour montrer combien il est dangereux d'avoir recours à de pareils moyens.

Une femme forte et robuste, agée de quarante-neuf ans, d'un bon tempérament, ayant un cancer ulcéré au sein, fut confiée à un empirique qui la mit à l'usage de sa poudre blanche, appliquée extérieurement ( c'était du sublimé corrosif ); la malade souffrit après l'application; les douleurs augmentèrent considérablement, et au bout de quatre heures elles étaient intolérables. Il se manifesta à la fois une foule d'accidens, l'oppression, les nausées, le vomissement qui fut porté jusques au sang, les mouvemens convulsifs les plus violens; enfin, elle souffrit dans tout le corps une torture affreuse dont elle ne fut délivrée que le lendemain matin par la mort la plus horrible (1). Il serait facile de rapporter mille exemples de ce genre.

. Le peuple s'imagine que l'estomac d'un individu peut se déranger par quelque mouvement forcé, ou par un exercice violent; il y a même plus, les enfans au berceau sont sujets à cet accident, et c'est ce qu'on appelle avoir l'estomac *disloqué*. D'après le peuple, presque toutes les affections de ce viscère sont dues à ce dérangement. Cet accident selon lui réclame l'application d'un emplâtre de poix, fait par une main plus ou moins habile dans la pratique de cette opération. De là vient que plusieurs personnages font le métier de *raccommodeurs d'estomacs*. La confiance que le public ajoute à ce procédé lui devient souvent funeste, non par l'application de la poix, mais

_______________

(1) Extrait des mémoires de l'Académie de chirurgie.

par la négligence du moyen approprié à sa maladie, qui le plus souvent dépend d'une imflammation aiguë ou chronique de ce viscère, que l'application de sangsues guérit beaucoup mieux que la poix de Bourgogne.

Il est certains empiriques qui s'arrogent le droit de guérir les entorses ; les autres les scrofules, ceux-ci les hydropisies, etc. Leur nombre surpasse de beaucoup la longue série des maladies du corps humain. Les désastres qu'ils occasionnent sont incalculables. Combien n'a-t-on pas vu d'hydropiques expirer après avoir avalé un violent hydrogogue ou des purgatifs trop forts ; combien de fois n'a-t-on pas vu des emplâtres appliqués sur des plaies y développer sur-le-champ la gangrène ! Quel est le praticien qui n'a pas eu à gémir mille fois des bévues innombrables de ces empoisonneurs ! Quel est l'homme sensible qui n'a pas dévoré dans son âme les amertumes secrètes que cause l'idée de l'humanité en proie aux effets d'une ignorance aussi meurtrière !

Si le peuple raisonnait, il serait aisé de le désabuser ; mais ceux qui le conduisent doivent raisonner pour lui. L'art le plus vil s'apprend ; l'on n'est savetier, l'on ne raccommode des vieux morceaux de cuirs que quand on a fait un apprentissage, et l'on n'en fera point pour l'art le plus nécessaire, le plus beau ! L'on ne confie une montre pour la raccommoder qu'à celui qui a passé bien des années à étudier comment elle est faite, et quelles sont les causes qui la font bien aller et qui la dérangent, et l'on confiera le soin de raccommoder la plus composée, la plus délicate, la plus précieuse des machines, à des gens qui n'ont pas la plus petite notion de sa structure, des causes de ses mouvemens, et des instrumens qui peuvent la rétablir (1)!

## *Des femmes dans l'exercice de la Médecine.*

Ces talens précieux, ainsi que cette attention délicate, qui sait deviner les besoins qu'on n'a pas la force d'exprimer, qui sait respecter jusques aux caprices de la maladie, ont donné lieu à ce proverbe honorable pour le sexe, que partout où il y a un être qui souffre, ses soupirs appellent une femme pour le soulager, *ubi non est mulier, ibi ingemiscit æger.* Mais l'amour-propre des femmes, flattées de cette prérogative qu'elles ont sur les hommes, les a portées au-delà des bornes de leur devoir. Elles ont aussi voulu avoir leurs drogues, leurs recettes, exercer même la Médecine. Mais, il faut l'avouer, moins dangereuses que les empiriques dont nous avons parlé, c'est presque toujours dans l'intention d'être utiles à l'humanité, et si parfois elles viennent à faire du mal, c'est ordinairement parce que les malades trop crédules se laissent abuser et négligent de recourir à des hommes de l'art; d'ailleurs, comme il est rare que la Médecine inspire un goût assez vif aux femmes, pour en faire une étude particulière que leur

---

(1) TISSOT , *avis au peuple.*

sexe leur interdit, de même leurs connaissances doivent être regardées comme nulles dans cette partie.

Cependant l'histoire de l'art de guérir nous présente plusieurs femmes célèbres qui ont professé cet art. Artemise, reine de Carie, cultivait avec succès la Médecine ; Aspasie, Phocéenne, maîtresse de Cyrus et d'Artaxerce, a écrit sur cette science ; Cléopatre a laissé un traité de maladies de femmes. Les Grecs reconnurent néanmoins l'abus que les femmes pourraient faire de la Médecine par leur peu de connaissance ; aussi, les lois d'Athènes défendaient aux femmes d'exercer aucune branche de l'art de guérir. Malgré cette défense, Agnodice, jeune et belle Athénienne, plus courageuse que les autres, comme un second Curtius se dévouant pour son sexe, se travestit en homme pour pouvoir à la faveur de ce déguisement pratiquer la Médecine. Les médecins, dupes de son déguisement, l'accusèrent de s'introduire chez les femmes pour les corrompre ; Agnodice fut citée devant les tribunaux, les dames des premières familles d'Athènes se rendirent parties dans son procès. Après plusieurs audiences, l'Aréopage non moins convaincu du mérite de l'accusée que touché de ses charmes, lui accorda le libre exercice de ses talens, et même permit aux femmes de pratiquer la Médecine.

De nos jours et dans un siècle où l'on croit avoir porté la politesse au dernier degré de perfection, les femmes peuvent, avec juste raison, adresser ce reproche aux médecins : c'est de ne pas être aussi galants que l'Aréopage, puisque ils leur interdisent l'exercice de la Médecine ; mais il faut tout dire aussi : si les femmes fout quelquefois chez nous des cures admirables, ce n'est plus avec le bonnet de docteur, et leurs remèdes quoique doux parfois et fort efficaces, sont dus à un empirisme plus ou moins illégal.

Malgré l'efficacité de la Médecine des femmes, il existe cependant des commères qui ressemblent beaucoup aux empiriques dont j'ai parlé ; ces bonnes femmes vont de porte en porte distribuer des remèdes secrets, des emplâtres, des recettes particulières ; souvent elles les administrent seulement dans des vues utiles, d'autres fois elles profitent de l'aveuglement des malades et les font leurs dupes. Non seulement elles les abusent avec leurs drogues, mais encore elles critiquent les médecins, leur donnent du ridicule, rien n'échappe à leur malice.

Certaines sages-femmes traitent impunément tous les accidens qui peuvent survenir, soit avant ou après l'accouchement, mais encore toutes les maladies du sexe ; elles en imposent aux femmes trop crédules, et cette négligence peut devenir une source incalculable de maux. On ne devrait pas ajouter plus de confiance aux talens d'une sage-femme que ne le faisaient les anciens. Les Grecs les appelaient *coupeuses de cordon ombilical* ; elles n'ont pas aujourd'hui plus d'instruction et ne peuvent, par conséquent, mériter d'autre titre.

Les femmes, d'après leur organisation physique et morale, ne sont point aptes à l'étude des sciences, et moins encore à la Médecine qui exige des études approfondies, des méditations soutenues, et surtout un bon jugement qui rarement est leur partage. D'ailleurs la principale destination des femmes étant de plaire et par les agrémens du corps et par les grâces naturelles, elles s'en écarteraient en courant après la réputation que donnent la science et le bel esprit; leurs organes délicates se ressentent davantage des inconvéniens inévitables qu'entraîne l'étude des sciences; car il est certain que si elles procurent des avantages précieux à la société, ceux qui résultent d'un corps sain ou d'un esprit libre et aisé, sont rarement le partage des personnes qui se livrent à un désir immodéré de s'instruire, ou qui se dévouent à la fonction pénible d'éclairer leurs semblables. Aussi, un instinct naturel semble-t-il les écarter comme d'un précipice qui, pour être couvert de fleurs, n'en est pas moins affreux, et dirige leurs goûts vers les objets frivoles.

Nous ne disons pas ceci pour détourner les femmes de donner à leur esprit une culture honnête, mais pour les éloigner d'un excès qui les rend souvent ridicules et qui nuit presque toujours à leur santé. Si cependant il en existe quelqu'une qui soit dominée par l'amour de la gloire, la carrière ne lui est pas fermée; elle peut placer son nom à côté de ceux de MM. Darconville,

Ducoudray , Dupierry , Fouquet, Guyton de Morveau ,
et Lepante. Le Parnasse des dames est déjà fort nom-
breux , mais aucune n'a fait faire un pas à l'art de
guérir.

## Des abus des pharmacies.

Que serait devenu l'homme en proie aux infirmités
qui l'affligent , si la nature toujours prévoyante n'eût
versé à pleines mains ses étonnantes productions pour
les faire servir à ses besoins. Au commencement de
l'art de guérir, toutes les productions de la terre étaient
employées sans artifice et telles qu'elles sortaient de son
sein , et le premier homme qui fut malade ou blessé fut
tout à-la-fois son médecin, son chirurgien , et son pharmacien. Mais il en fut bientôt comme de la Médecine.
La chimie, que l'on peut regarder comme la mère de
la pharmacie , et dont les applications pouvaient être de
la plus haute importance , fut bientôt tournée vers un
but chimérique , et les premiers germes de cette science
furent bientôt étouffés par la passion de faire de l'or. Il
est cependant vrai de dire que les travaux des alchimistes
nous produisirent quelques préparations utiles en Médecine,
mais c'est peu en comparaison de ce que plusieurs siècles
auraient pû nous fournir de connaissances utiles ; si au
lieu de chercher à former des métaux, on s'était borné
à les analyser, à s'implifier les moyens de les extraire ,
et de les combiner, et de les travailler, et d'en mul-
tiplier et. rectifier l'usage. A la fureur de faire de l'or,

succéda l'espoir si séduisant de prolonger les jours par le moyen de la chimie , et on se persuada aisément qu'une science qui fournissait des remèdes à tous les maux , pourrait parvenir , sans effort , à la Médecine universelle. Alors prirent naissance les élixirs de longue vie , les arcanes , les polichrestes , etc.

C'est surtout aux Arabes que remonte cette incroyable manie de surcharger chaque formule d'un grand nombre de médicamens assemblés sans choix. Avant les Arabes, vers le temps de Galien , les médecins avaient déjà quelques recettes composées d'un grand nombre d'ingrédiens, tels que le *Mithridate* , la *Thériaque* d'*Amdromaque* , etc. En voilà assez sur l'origine de la pharmacie. Examinons un peu les principaux abus qui se commettent dans la pratique de cet art.

La première chose qu'on doit chercher chez un pharmacien, c'est l'instruction et la probité. Que deviendrait l'homme malade dans son lit , s'il ne pouvait compter sur la vertu d'un remède qu'une ignorance grossière ou un sordide intérêt pourrait souvent rendre non seulement inerte , mais encore tout-à-fait délétère. Un abus non moins considérable que le premier, c'est qu'il soit permis à un pharmacien d'avoir , à la manière des droguistes ou autres marchands, plusieurs qualités de remèdes, de manière qu'ils donnent bonne ou mauvaise qualité , selon qu'on a de l'argent à y employer. Mais il ne devrait point en être ainsi : il ne peut y avoir qu'une qualité, c'est la meilleure ; toutes les autres doivent être bannies. Enfin, il est des pharmaciens qui vendent des préparations achetées à vil prix à des droguistes, et qu'ils débitent comme le font ces derniers. Ces sortes de préparations sont toujours ou mal composées ou altérées par le temps. Ces abus ne régneraient pas, si les pharmacies étaient visitées comme le porte le réglement.

Le peuple croit aveuglément que parce qu'un pharmacien connaît la composition d'un remède et la manière de le préparer, il est aussi apte à en faire l'application aux maladies ; c'est une erreur : un pharmacien n'est pas plus apte à administrer un remède, qu'un marchand d'étoffes l'est à faire un habit ; et s'il existe des pharmaciens qui réunissent ces deux professions, ils tombent dans la classe des charlatans et des empiriques, à moins qu'ils n'aient étudié les deux sciences séparément, ce qui est bien rare.

## Magie, charmes, enchantemens.

La matière que je traite ici, se lie essentiellement à ce que j'ai dit ci-dessus du charlatanisme ; elle en est d'une dépendance absolue, et les unir dans un même cadre, c'est rapprocher deux idées parfaitement identiques. On ne s'étonnera pas que j'aie voulu écrire sur ce sujet, si l'on considère combien il règne encore dans certains pays de ces idées bizarres dont toute l'antiquité fut infectée de ces effets surnaturels, de ces puissances diaboliques, et de tant d'autres momeries qui ne furent jamais, et ne sont encore parmi nous que le partage des esprits vulgaires.

La doctrine des génies, dit Voltaire, l'astrologie judiciaire et la magie ont rempli toute la terre. Remontez jusques à l'ancien Zoroastre, vous trouverez les génies établis; l'antiquité est pleine d'astrologues et de magiciens; les Grecs eurent leurs *Daimons* et *Cacadaimons* ; les latins *bonos* et *malos Genios* ; et les Perses qui eurent leurs *Peris* et leurs *Dives*, furent les inventeurs de ces génies vulgairement nommés *Fées*. C'est chez les Perses que la doctrine de l'ange gardien et du mauvais ange fut d'abord reconnue. L'Égypte, dans ses idées superstitieuses, avait copié les Chaldéens, qui devaient presque tout aux Indiens; et les Grecs qui ont si long-temps passé pour inventeurs avaient imité les Égyptiens. Hésiode chanta la doctrine des génies; et chacun eut son bon et son mauvais génie, comme chacun eut son étoile. Satan, selon les Perses, était un mauvais génie qui avait fait la guerre aux *Dives* et aux *Peris*.

La Médecine magique était surtout en usage chez les Grecs. Le berger Mélampe ayant remarqué que les chèvres qui mangeaient de l'ellébore noir étaient purgées, donna de leur lait aux filles du roi Pretus, qui se croient changées en vaches ; il les guérit par ce moyen, en y réunissant la magie, les charmes et les bains.

La magie est la science ou l'art occulte qui apprend à faire des choses qui paraissent au-dessus du pouvoir humain. Considérée comme la science des premiers mages, elle ne fut autre chose que l'étude de la sagesse ; et ces mages étaient des prêtres, et des philosophes chez les Perses, les Chaldéens, et chez tous les peuples de l'Orient, comme les Druides chez les anciens Gaulois, et les Gymnosophistes chez les Indiens, etc. On voit par là que la magie se prenait alors en bonne part, mais il est rare que l'homme se renferme dans les bornes du vrai ; ainsi, ces mages ayant abusé de leur art en voulant passer pour des hommes extraordinaires, chose aisée dans un siècle en proie à l'ignorance et à la superstition, s'attachèrent à l'astrologie, aux devinations, aux maléfices, et aux enchantemens, et bientôt le terme de magie devint odieux, et ne servit plus dans la suite qu'à devenir une science également illusoire et méprisable. Quant à la manière dont cet abus s'est introduit à la Médecine et aux raisons qui ont fait que l'on s'en est laissé prévenir, il y a apparence, a dit le savant Leclerc, que les hommes voyant que les autres moyens naturels qu'ils avaient de se tirer de leurs maladies ou de conserver leur santé et leur vie étaient souvent inutiles, ils s'attachèrent à tout ce qui se présenta, et crurent le premier fourbe qui voulut leur en imposer. On se laissa d'autant plus facilement persuader à admettre les moyens superstitieux, que l'on s'imagina que s'ils ne faisaient point du bien, du moins ils ne faisaient point du mal ; et quoiqu'ils fussent d'eux-mêmes sans force et sans vertu,

il a suffi pour en établir l'usage que quelques personnes
crussent en avoir été soulagées : il a, pu même arriver
que ce soulagement a été actif. La force de l'imagination ayant suppléé à celle qui manquait aux remèdes,
et l'impression que ces remèdes avaient fait ayant pu se
communiquer au corps et changer par là l'état de ses
parties. Si l'on ajoute à cela deux autres considérations,
l'une que ces remèdes n'étaient ni rebutans, ni dou-
loureux comme les remèdes ordinaires ; la seconde, que
la religion qui a un très-grand pouvoir sur tous les
hommes les autorisait, on conviendra qu'il n'en a pas
fallu davantage pour déterminer le peuple à s'en servir,
sur quelque exemple qu'il prétendait avoir vu de leurs
bons effets (1).

C'est l'amour des prodiges et des fables, dit Dumas,
qui persuada souvent au peuple de chercher un remède
à ses maux dans les amulettes et dans les paroles mysti-
ques, auxquels l'ignorance et la superstition, d'accord
avec l'intérêt des prêtres, attachaient une confiance stupide ;
c'est au respect aveugle pour les puissances de la terre
qui, en attribuant le privilége exclusif de guérir certaines maladies au chef d'une nation, semblait interdire
au médecin le droit de les approfondir (2).

Ce n'est qu'à l'ignorance ou à une sensibilité portée
à l'excès, et qui tient aux maladies nerveuses, que l'on

(1) *Histoire de la Médecine*, par LECLERC.

(2) DUMAS, *doctrine générale des maladies chroniques*.

peut attribuer cet enjoûement presque général pour les chimères, qu'il est étonnant de voir prises pour des réalités dans un siècle aussi éclairé que le nôtre.

On disait *charmer une maladie*, lorsqu'on prononçait à l'oreille du malade, ou même loin de lui, de simples paroles, ou certains mots qu'on accompagnait quelquefois de diverses cérémonies ; on appelait ces paroles ou ces mots *incantamenta* ou *carmina* en latin, d'où l'on a dérivé le terme français *enchantement* ou *charme*, comme qui dirait des vers ou une espèce de chanson, parce que ces paroles étaient ordinairement en vers, et qu'on les récitait comme en chantant. On se servait aussi de la prose, et le plus souvent c'était des mots barbares et insignifians, que ceux qui les prononçaient n'entendaient pas mieux que ceux pour qui la cérémonie se faisait. Nous allons en donner des exemples, et nous allons voir que ces usages ne sont pas tout-à-fait oubliés parmi nous.

Les mots dont je viens de parler, on les écrivait quelquefois sur un morceau de pierre, de papier, de bois, de métal, etc., qu'on suspendait autour du cou du malade, au bras, ou à toute autre partie du corps, ou bien encore qu'on lui faisait simplement porter : c'est ce que les Latins ont appelé *amuleta* qui vient du verbe latin *amovere*, ôter, éloigner, selon M. Leclerc ; Menage le dérive d'*amoliri*, qui a le même sens, de là le terme français *amulette*. On les appelait encore *proebia* ou *praebra*, de *prohibere*, garantir, défendre. On les áppelait aussi *alexipharmaca*, *phylateria*, parce qu'ils croyaient que ces remèdes garantissaient ou défendaient, non seulement contre les maladies provenant de causes naturelles, mais contre les charmes et les enchantemens, qu'ils pensaient avoir été faits par d'autres en vue de nuire.

Un des *amulettes* le plus vantés dans l'antiquité, est celui que *Serenus Samonicus* indique pour la guérison de certaines fièvres et autres maladies. Il consiste à écrire le mot *abracadabra* sur du papier, de cette manière :

<pre>
A B R A C A D A B R A
A B R A C A D A B R
A B R A C A D A B
A B R A C A D A
A B R A C A D
A B R A C A
A B R A C
A B R A
A B R
A B
A
</pre>

Il fallait porter ce papier pendu au cou avec un fil de lin.

Sans recourir à des temps si éloignés, nous voyons encore parmi nous beaucoup d'exemples de ces moyens ridicules de guérison. Il y a de ces prétendus guérisseurs qui, pour arrêter les hémorragies, emploient la formule suivante ; après avoir fait le signe de la croix, le malade doit prononcer ces mots :

*Sanguis mane fixus*
*Sicut Christus quando fuit crucifixus*
*Sanguis is mane in vena*
*Sicut Christus quando fuit en pena.*

Je me souviens qu'il y a peu de temps qu'une accoucheuse me demandait si l'on pouvait arrêter les hémorragies utérines par un signe de croix, et en faisant prendre à la malade, dans un peu de vin, un morceau de pain grillé, et la cendre d'un ruban rouge. ( Cependant cette femme avait été reçue par le jury médical ). Ce dernier procédé est souvent employé dans les campagnes.

Il est d'autres guérisseurs qui garantissent de l'hydropisie ceux qui ont été mordus par un chien enragé, en leur faisant avaler toutefois, à leur insu, une croûte de pain sur laquelle on a écrit ces mots :

S A T O R
A R E P O
T E N E T
O P E R A
R O T A S

Dans certains pays, il y a des personnes qui s'arrogent le droit de guérir les entorses ; aussi on n'a rien de plus pressé dans ce cas que de recourir à ces génies ; ils font quelques signes de croix sur la partie malade , en prononçant quelques mots que personne ne comprend : ce sont toujours de légères échymoses qu'ils font passer pour des entorses.

Dans les maladies vermineuses, on emploie des moyens à-peu-près semblables : c'est ce qu'on appelle conjurer les vers ; on fait des chapelets avec des gousses d'ail dont on entoure le cou du malade , ou bien on y suspend un petit papier bien roulé sur lequel on a tracé des mots et quelques croix ; le papier ne doit être enlevé que jusques à ce qu'il tombe de lui-même , autrement on contrarierait l'effet du remède.

Il est néanmoins à remarquer que cette faculté du peuple à adopter les préjugés chimériques des choses surnaturelles, n'a pas été sans quelque utilité ; et , par exemple , voici un fait qui paraîtra surnaturel aux esprits superficiels , mais qui ne le paraîtra point à l'homme qui sait raisonner.

Un paysan était atteint de fièvres intermittentes qu'il gardait depuis long-temps. L'art avait épuisé toutes ses ressources sans jamais venir à bout de le guérir. Le médecin qui le traitait , sachant avec qui il avait à faire , en homme instruit, imagina un moyen unique en son genre : il dit au malade qu'il allait lui faire un traite- ment où la puissance du démon entrait pour beaucoup , et qu'il venait, à cet effet, de consulter le grand *Albert*. Il ajouta qu'à minuit sonnant ( il faut noter que les accès se manifestent toujours après cette heure-là ), il devait apercevoir au milieu des ténèbres son père, sa mère, et tous ses aïeux, et qu'un bruit épouvantable annoncerait leur présence ; que surtout, s'il voulait que son remède eût de l'efficacité, il devait s'asseoir sur son lit et attendre avec courage le moment terrible. Il lui prépare une boisson en laquelle il devait avoir la plus grande confiance ( c'était de l'eau sucrée ), et qu'il devait avaler demi-heure avant l'accès ; cette boisson était destinée à bien le préparer à recevoir le traitement ultérieur. Notre paysan fortement résigné, l'âme agitée d'une foule de sentimens opposés de crainte, d'espérance, de peine, de frayeur, se met dans son lit recherchant un sommeil qu'il attend vainement ; le moment redouté approche, un tremblement général s'empare de son corps, son courage ne l'abandonne point, et son imagination frappée lui présente en illusion l'expression de la réalité ; le jour arrive et l'accès n'a point paru, et ne paraît point, en effet, les jours suivans.

Le vulgaire pourrait-il jamais se rendre raison de ce fait que le simple raisonnement explique ? Pourra-t-il jamais imaginer qu'il n'y a pas là quelque chose de surnaturel ? On aura beau lui expliquer le pouvoir de l'imagination, les mouvemens perturbateurs de la nature ;

il en reviendra toujours à son verre d'eau sucrée et aux fantômes imaginaires de la nuit (1).

Un empirique, un charlatan, ne manquerait pas de faire tourner à son profit une guérison aussi extraordinaire ; au contraire, le médecin sage et éclairé tirera de ce fait une application utile à la médecine, en le rapportant à une théorie juste et éclairée.

Avant de finir cet article, je dirai deux mots de l'extase et de la démonomanie. Il semblerait au premier abord que le grand progrès des sciences, en Europe, aurait dû extirper tout ce que la crédulité et l'ignorance avaient dans l'antiquité fait de ces effets surnaturels, de ces puissances diaboliques, et de tant d'autres momeries qui ne furent jamais, et ne sont encore que le partage des esprits vulgaires.

Je ne m'amuserai pas à rapporter de ces sortes d'extravagances si connues du temps de Zacchias, puisqu'il fait mention d'une Sicilienne qui, lorsqu'elle se trouvait dans une église où il y avait beaucoup de peuple assemblé, faisait des choses étonnantes, paraissait se soulever, dans son ravissement changeant plusieurs fois de couleur au visage, perdant connaissance, la reprenant à volonté, passant aux yeux du peuple pour une véritable inspirée. Zacchias et les personnes sensées n'ignoraient pas la tromperie, mais il était reçu de tolérer ces abus.

Il serait digne des gouvernemens de l'Europe d'extirper

_____

(1) Extrait d'une thèse soutenue à Montpellier.

ces jongleries qui dégradent l'homme et qui le détournent souvent de la scène morale, et pour cela il n'y aurait qu'à suivre le procédé de Dehaën, c'est-à-dire, de faire fustiger ceux qui s'y livrent. La femme d'un cordonnier du territoire de Lintz, âgée de quarante-deux ans, passait pour démoniaque, d'après le témoignage de tout ce qu'il y avait d'ecclésiastique le plus éclairé. Cette femme fut transférée, par ordre de l'Impératrice, de la ville de Lintz à celle de Vienne, dans l'hôpital de Dehaën. Ce grand médecin la traita suivant sa méthode ordinaire, et chassa les démons : ce qui ne fut pas difficile, dit-il, car ayant été convaincue de fraude, elle avoua qu'elle avait trouvé son profit à se faire passer pour possédée.

## De la Médecine naturelle.

Me voilà enfin arrivé aux bornes que je m'étais prescrites ; j'aurais bien pu étendre davantage mon sujet, si je n'avais voulu me borner qu'à faire pressentir l'importance de la matière que j'ai traitée. J'ai tour-à-tour démontré les inconvéniens et même les dangers qu'il y avait de recourir à ces charlatans, à ces empiriques, à ces porteurs de remèdes secrets, etc ; enfin, de regarder comme surnaturel ce qui n'est dû qu'à la supercherie de quelques individus plus ou moins adroits à profiter de la faiblesse des autres hommes. Pour remédier à tous ces abus, les magistrats devraient interdire à tout charlatan, à tout empirique, la vente d'aucun remède ; en Allemagne, où la police médicale est bien faite, aucun étranger n'a le droit de traiter les malades ; et dès que un charlatan est surpris exploitant la confiance et la crédulité publique, les magistrats les chassent honteusement de le ville ; en France, au contraire, où tout ce qui est charlatan semble avoir droit à des hommages, on les choisit de préférence, on les prône même, et l'on ne s'aperçoit de leur ignorance que quand ils se sont enrichis en faisant des milliers de victimes.

Il faut l'avouer aussi, il s'est introduit dans l'art de guérir un grand nombre de drogues, de remèdes inutiles, de systèmes absurdes qui ont beaucoup contribué à lui donner du ridicule. Mais la vraie médecine a toujours été la même parmi les bons médecins, depuis Hyppocrate jusques à nos jours. Elle a des principes sûrs, invariables, et aussi immuables que la nature même. L'étude de celle-ci est pour le médecin d'une nécessité absolue ; son premier devoir, lorsqu'il a à traiter une maladie, est de s'attacher à connaître l'état de la nature ; elle sera pour lui un guide fidèle et une source féconde en préceptes ; car de même que la fable nous peint les circuits du labyrinte franchis au moyen du fil d'Aridane, de même les sentiers tortueux que présente la plus difficile de toutes les sciences, lorsqu'on la met en pratique, s'aplaniront si l'on suit pas à pas la nature, et si l'ou devient dans presque toutes les circonstances son ministre et son interprète.

Continuellement occupé à interroger la nature, toujours

empressé à suivre la direction de ses mouvemens salutaires, Hyppocrate fut conduit, par des observations
plus nombreuses, à reconnaître qu'ils n'avaient ni la
même intensité, ni le même but dans les différentes
époques du cours d'une maladie ; c'est sur cette distinction sanctionnée par l'expérience éclairée de tous les
siècles, que repose la division des maladies en trois temps ;
1.° Le *principium* ou le commencement ; 2.° le *status*
ou l'état ; 3.° le *declinatio* ou la terminaison ; on ajouta
ensuite un quatrième temps placé entre le principe et
l'état, et on lui donna le nom d'*augmentum* ; mais
Bordeu a reproduit dans ces derniers temps, quoique
sous une forme nouvelle, la division plus simple qu'Hyppocrate ; il a distingué dans une maladie trois espèces
de fièvres qui sont : la fièvre d'irritation, celle de coction,
et celle d'évacuation (1).

1.° Dans le temps d'irritation, si on ne trouble point
par des remèdes inconsidérés les efforts de la nature,
on les voit se diriger avec force vers le foyer du mal
et combattre avec plus ou moins de succès le principe
morbifique dont l'expulsion amène le rétablissement à la
santé.

2.° Pendant la coction, la nature est moins efferves-
cente dans sa marche ; mieux instruite vers le but qu'elle
doit atteindre, *elle raisonne mieux*, si je puis m'exprimer ainsi, la série des mouvemens qu'elle doit exciter

---

(1) BORDEU, recherche sur les maladies chroniques.

pour faire acquérir à la matière morbifique des qualités plus douces, la *mûrir* en quelque sorte, et la disposer à l'évacuation dont l'apparition constitue le troisième temps.

3.° La crise est un acte de la nature et non l'effet de l'art ; le médecin peut bien l'aider, la favoriser quelquefois, mais jamais il n'en est la cause principale ; ce troisième temps de la maladie qui devient le terme des efforts défensifs, arrive à certaines époques fixes que l'on a nommées *jours critiques.*

C'est en suivant pas à pas la nature, qu'Hyppocrate lui déroba le secret de ses opérations, et acquit par là la véritable connaissance du but que devait avoir la Médecine, celui d'imiter la nature. Pourquoi, en effet, le plus utile, le plus sublime de tous les arts ne reconnaîtrait-il pas une aussi belle origine, et ne ressemblerait-il pas de ce côté à la peinture et à la sculpture qui n'ont pas d'autre but ? Il est vrai que cette imitation est difficile ; de là vient, sans doute, que les Apelles, en peinture ; les Phidias, en sculpture, et les Hyppocrate, en Médecine, sont si rares ; mais quelles que soient les difficultés que l'on éprouve à atteindre ce but, on ne doit pas moins faire tous ses efforts pour y arriver, puisque c'est le seul moyen pour obtenir des succès dans le traitement des maladies, et l'on peut assurer que si le vieillard de Cos eût suivi une autre route, ses observations qui servent encore de modèle, parce que leur auteur les puisa dans la nature même , ne seraient pas parvenues jusques à nous.

Aussi , tous les médecins qui ont bien mérité de l'art de guérir ont été frappés de l'excellence de cette doctrine , et n'ont eu d'autre système que le naturisme. Parmi les anciens, on compte Celse, Galien, Arétée de Cappadoce ; quoiqu'ils n'aient pas fait de traité particulier sur le naturisme , ils ont cependant parlé de l'utilité de son étude dans plusieurs endroits de leurs ouvrages. Dans des temps plus rapprochés de nous, Houllier, Duret , Baillou, se sont montrés les zélés défenseurs de la Médecine hyppocratique , et ont contribué singulièrement à en étendre le goût ; enfin, vers les $17^{me}$ et $18^{me}$ siècles, Sydenham, si justement nommé l'*Hyppocrate anglais* ; Gédéon Harwey, si connu par la satyre virulente qu'il lança contre les médecins de son temps ; Stahl, devenu si célèbre par sa théorie sur l'âme intelligente ; Hoffmann, Boërrhaave, Vedelius, Triller, Guindant, Voullonne, Planchon, Jaubert, Vitet, Gilibert, ont démontré dans leurs écrits et quelquefois même dans leur pratique , les avantages que présente la Médecine naturelle. Stahl, cependant , est de tous celui qui a embrassé avec plus de zèle la doctrine du médecin de Cos. En faisant de l'âme le principe de tous nos mouvemens vitaux, il a rendu plus étroites et plus intimes les liaisons qui existent entre la Médecine et la philosophie ; l'adoption du stahlianisme modifié éloigne à jamais les médecins du matérialisme , secte à laquelle on a cru qu'ils avaient quelquefois sacrifié. Elle porte aussi le dernier coup à la mécanique de Boërrhaave , au fluide nerveux d'Hoffmann , aux spasmes de Cullen , à la polycholie de Stoll , à l'excitabilité de Brown , théories qui ont joui et jouissent même encore dans le monde médical d'un crédit plus ou moins considérable (1).

Médecins , qui voulez marcher sur les traces de ces hommes illustres, renoncez aux vaines hypothèses, à tous ces brillans systèmes? Suivez pas à pas la nature , qu'elle soit toujours votre guide et votre flambeau dans la pratique de votre art? Pénétrés de ce principe , que c'est toujours la nature qui guérit les maladies , et que les remèdes ne sont que des moyens auxiliaires , ayez moins de confiance dans cette polypharmacie active qui rend les crises plus rares , dénature les maladies , en substituant aux phénomènes qui leur sont propres des phénomènes accidentels , et prolonge indéfiniment leur durée. Ne craignez plus alors les sarcasmes et les sophismes de quelques beaux esprits qui reprochent sans cesse à l'art de guérir son peu d'avancement. Puisque , disent-ils , les hommes ne restent pas d'être les victimes d'un grand nombre de maladies , même au printemps de l'âge , et que le terme de la vie n'a pas été plus reculé , à quoi bon qu'il existe des médecins? Mais si l'on considère que le dérèglement des hommes est toujours plus grand , on ne

---

(1) *Médecine expect.* par Icard.

s'étonnera pas alors que leur vie soit plus courte et surchargée d'infirmités ; et il n'est pas plus permis à celui qui est étranger à l'art de guérir de nier son utilité, qu'il ne l'est à celui qui n'est pas mathématicien, physicien, chimiste, de révoquer en doute les verités que ces sciences ne cessent de nous démontrer tous les jours. Que les hommes soient plus sages, qu'ils sachent mieux contenir leurs vices et leurs passions, et l'on verra pour lors si la Médecine est inutile.

J'avoue néanmoins que dans l'état actuel et de la manière dont cette profession est exercée, elle est peut être plutôt nuisible qu'utile à la société : tout individu est médecin, et s'il ne l'est pas, il lui est on ne peut plus facile de le devenir. L'homme le plus inepte, le plus ignorant, reçoit avec la plus grande facilité le triple droit d'exercer la Médecine, la chirurgie, la pharmacie ( je veux parler des docteurs du Jury médical ). Mais, s'il règne de tels abus, c'est la faute des professeurs et des magistrats. Enfin, le brigand qui assassine au milieu d'un grand chemin ( dit Tissot ), laisse au moins la double ressource de se défendre et d'être secouru ; mais l'empoisonneur qui surprend la confiance d'un malade et le tue, est cent fois plus dangereux et plus punissable.